Snigdha Thakur

Mecanismo de defesa da gengiva

Snigdha Thakur

Mecanismo de defesa da gengiva

ScienciaScripts

Imprint

Cover image: www.ingimage.com

This book is a translation from the original published under ISBN 978-3-8484-2101-5.

Publisher:
Sciencia Scripts
is a trademark of
Dodo Books Indian Ocean Ltd. and OmniScriptum S.R.L publishing group

120 High Road, East Finchley, London, N2 9ED, United Kingdom
Str. Armeneasca 28/1, office 1, Chisinau MD-2012, Republic of Moldova, Europe
Managing Directors: Ieva Konstantinova, Victoria Ursu
info@omniscriptum.com

Printed at: see last page
ISBN: 978-620-8-55667-9

ÍNDICE DE CONTEÚDOS:

INTRODUÇÃO:

A presença de nutrientes, detritos epiteliais e secreções torna a boca um habitat favorável para uma grande variedade de bactérias. As bactérias orais incluem estreptococos, lactobacilos, estafilococos e corinebactérias, com um grande número de anaeróbios, especialmente bacteroides. **A boca apresenta uma sucessão de situações ecológicas diferentes com a idade, o que corresponde a alterações na composição da flora normal.** Ao nascimento, a cavidade oral é composta apenas pelos tecidos moles dos lábios, bochechas, língua e palato, que são mantidos húmidos pelas secreções das glândulas salivares. Ao nascer, a cavidade oral é estéril, mas é rapidamente colonizada pelo ambiente, particularmente pela mãe durante a primeira alimentação. ***O Streptococcus salivarius*** é dominante e pode constituir 98% da flora oral total até ao aparecimento dos dentes (6 a 9 meses nos humanos). A erupção dos dentes durante o primeiro ano leva à colonização por *S. mutans* e *S. sanguis*. Essas bactérias precisam de uma superfície não esquamatória (não epitelial) para colonizar. Elas persistirão enquanto os dentes permanecerem. Outras estirpes de estreptococos aderem fortemente às gengivas e às bochechas, mas não aos dentes. A criação da zona de fenda gengival (estruturas de suporte dos dentes) aumenta o habitat para a variedade de espécies anaeróbias encontradas. A complexidade da flora oral continua a aumentar com o tempo e os bacteroides e espiroquetas colonizam por volta da puberdade.

ECOSSISTEMA ORAL:

A cavidade oral é um ambiente húmido que é mantido a uma temperatura relativamente constante (34 a 36°C) e a um pH próximo da neutralidade na maioria das áreas, suportando assim o crescimento de uma grande variedade de microrganismos. No entanto, a boca não deve ser considerada um ambiente uniforme. Existem vários habitats na cavidade oral, sendo cada um deles caracterizado por diferentes factores físico-químicos e suportando assim o crescimento de uma comunidade microbiana diferente. Isto deve-se em parte à grande diversidade anatómica da cavidade oral e à inter-relação entre as diferentes estruturas anatómicas.

Com base nos aspectos físicos e morfológicos, a cavidade oral divide-se em 5 ecossistemas principais:

1. Intra-oral, supragengival, superfícies duras (dentes, implantes, restaurações e próteses)
2. Bolsa periodontal/peri-impalnt
3. Epitélio bucal, epitélio palatino e epitélio do pavimento da boca
4. Dorso da língua
5. Amígdalas

A cavidade oral possui tecidos duros (dentes) e moles (mucosa). O dente pode ser descrito como uma superfície dura não descamativa que oferece muitos locais diferentes para a colonização por bactérias abaixo (subgengival) e acima (supragengival) da margem gengival. Em contraste, a mucosa oral é caracterizada por uma descamação contínua das suas células epiteliais superficiais, que permite a rápida eliminação das bactérias aderentes. A mucosa que cobre a bochecha, a língua, a gengiva, o palato e o pavimento da boca varia de acordo com o local anatómico. O epitélio pode ser queratinizado (palato) ou não queratinizado (sulco gengival). A língua, com a sua superfície papilar, proporciona locais de colonização que estão protegidos da remoção mecânica. A área entre o epitélio juncional da gengiva e os dentes, designada por fenda gengival, também proporciona um local de colonização único que inclui tecidos duros e moles.

NECESSIDADE DE UM MECANISMO DE DEFESA:

Seguem-se as razões que justificam a necessidade de um mecanismo de defesa:

- Os tecidos gengivais estão expostos a uma grande variedade de factores ambientais adversos na cavidade oral.
- Durante a mastigação dos alimentos, o bolo alimentar passa com força sobre a superfície gengival.
- Exposto a variações extremas de temperatura e pH
- Constantemente sujeito a agressões bacterianas

Os tecidos gengivais estão expostos a uma grande variedade de factores ambientais adversos na cavidade oral. Durante a mastigação dos alimentos, o bolo alimentar passa com força sobre a superfície gengival. A gengiva também está exposta a variações extremas de temperatura e pH. Mais de 300 espécies bacterianas, algumas das quais patogénicas, foram reconhecidas como comensais da cavidade oral. Apesar de todas estas condições ambientais adversas, os tecidos periodontais mantêm-se normalmente num estado de saúde. Isto deve-se ao sistema de defesa do hospedeiro, que estabelece um equilíbrio com estas adversidades. A defesa do hospedeiro é estabelecida a vários níveis.

As respostas defensivas do hospedeiro às bactérias, aos seus produtos metabólicos e ao antigénio envolvem mecanismos que vão desde a barreira estrutural e funcional da junção dentogengival até reacções inflamatórias e imunitárias complexas.

Barreira estrutural - a junção dentogengival e a gengiva actuam como barreiras físicas e funcionais à entrada de agentes estranhos nos tecidos subepiteliais . A continuidade da junção dentogengival e da gengiva é altamente eficaz na prevenção da invasão bacteriana, mas, sem os aspectos funcionais destes tecidos, é improvável que a barreira física por si só seja suficiente para prevenir a infeção.

Barreiras funcionais - envolvem a saliva e o fluido crevicular e actuam em conjunto com os aspectos funcionais da barreira de continuidade estrutural, incluindo neutrófilos transmigratórios, a rápida renovação do epitélio juncional, a ação de lavagem do fluido crevicular, neutrófilos no fluido crevicular, a descamação constante das células gengivais queratinizadas e das células epiteliais jucunais e o sistema imunitário secreto.

Estes mecanismos são geralmente eficazes na prevenção da entrada de microrganismos e dos seus metabolitos nos tecidos conjuntivos subepiteliais. Se as bactérias atravessarem a barreira, como acontece com a bacteriémia transitória, os micróbios são eliminados localmente ou da corrente sanguínea sem lesões, a menos que o equilíbrio hemostático hospedeiro/micróbio seja perturbado.

MECANISMOS DE DEFESA

São vários os mecanismos de defesa:

- BARREIRA ANATÓMICA E FISIOLÓGICA

Equilíbrio bacteriano

Integridade da superfície - formas dos dentes

Epitélio gengival

Fluido de superfície

Líquido crevicular gengival

Película adquirida

- **IMUNIDADE INATA**

Macrófago

Neutrófilo

- **IMUNIDADE ADQUIRIDA**

Células T

Células B

EQUILÍBRIO BACTERIANO:

A flora bacteriana normal da cavidade oral beneficia claramente do seu hospedeiro, que lhe fornece nutrientes e habitat. Também pode haver benefícios para o hospedeiro. A flora normal ocupa os locais de colonização disponíveis, o que torna mais difícil o estabelecimento de outros microrganismos (espécies não indígenas). Além disso, a flora oral contribui para a nutrição do hospedeiro através da síntese de vitaminas e contribui para a imunidade ao induzir baixos níveis de anticorpos circulantes e secretórios que podem reagir de forma cruzada com os agentes patogénicos. Por último, as bactérias orais exercem um antagonismo microbiano contra as espécies não indígenas através da produção de substâncias inibidoras, tais como ácidos gordos, peróxidos e bacteriocinas.

PAPEL DAS ESPÉCIES INDÍGENAS:

- A flora normal ocupa os sítios de colonização disponíveis, o que torna mais difícil o estabelecimento de outros microrganismos (espécies não indígenas).

- Contribuir para a imunidade através da indução de baixos níveis de anticorpos circulantes e secretórios que podem reagir de forma cruzada com os agentes patogénicos

- As bactérias orais exercem um antagonismo microbiano contra espécies não indígenas através da produção de substâncias inibidoras, tais como ácidos gordos, peróxidos e bacteriocinas.

INTEGRIDADE DA SUPERFÍCIE - FORMA, FORMAS E POSIÇÃO DOS DENTES

Os dentes possuem curvaturas fisiológicas que complementam a higiene natural da boca e proporcionam um grau de proteção ao periodonto, impedindo a colisão dos alimentos com os tecidos moles. A anatomia e a posição de um dente individual ou da dentição completa são concebidas de forma a preservar as estruturas vitais de suporte.

PARTES ANATÓMICAS DOS DENTES QUE SÃO PRINCIPALMENTE RESPONSÁVEIS PELA PROTECÇÃO DO PERIODONTO:

1. Áreas de contacto proximais
2. Espaços interproximais (formados pela superfície proximal em contacto)
3. Embrasaduras (vertedouros)
4. Contornos dentários fisiológicos: Contornos labiais e vestibulares nos terços cervicais (cristas cervicais) e contornos linguais nos terços médios das coroas.
5. Curvaturas das linhas cervicais nas superfícies mesial e distal (junção cemento-esmalte)
6. A forma funcional dos dentes nos seus terços incisal e oclusal.

ÁREAS DE CONTACTO PROXIMAIS

A área da altura do contorno da superfície proximal de um dente que toca (contacta) a área semelhante do dente adjacente na mesma arcada é referida como *área de contacto*.

No alinhamento correto, os dentes são dispostos em arcos em cada maxilar e colocados em forte contacto com os seus vizinhos

Importância fisiológica:

1. Serve para evitar que os alimentos se acumulem entre os dentes.
2. Ajuda a estabilizar as arcadas dentárias através da ancoragem combinada de todos os dentes de cada arcada em contacto positivo uns com os outros.
3. Oferece resistência à deslocação dos dentes devido a forças traumáticas.

4. Evita a extrusão e a supra-erupção dos dentes.

Problemas associados a relações de contacto perturbadas:

Impactação de alimentos:

A impactação de alimentos tem sido definida como o encravamento forçado de alimentos contra a gengiva através de pressão oclusal, o que implica que é infligida uma lesão direta na gengiva, causando uma rutura física na "ligação ao tecido dentário". A integridade e a localização dos contactos proximais, juntamente com o contorno das cristas marginais e dos sulcos de desenvolvimento, previnem tipicamente a impactação interproximal de alimentos. Uma relação de contacto proximal firme e intacta evita a inserção forçada de alimentos interproximalmente.

Desarmonias oclusais e migração patológica:

As desarmonias oclusais criadas pela alteração da posição dos dentes traumatizam os tecidos de suporte do periodonto e agravam a destruição causada pela inflamação. A redução do suporte periodontal leva a uma maior migração dos dentes e à mutilação da oclusão. O contacto inadequado ou a falta de contacto com os dentes adjacentes pode levar ao seu movimento para preencher os espaços, como resultado da componente horizontal das forças oclusais, o que irá perturbar a integridade de todo o complexo dentofacial e do aparelho mastigatório.

ESPAÇOS INTERPROXIMAIS:

Os espaços interproximais entre os dentes são espaços de forma triangular, normalmente preenchidos por tecido gengival (papilas gengivais). A base do triângulo é o processo alveolar, os lados do triângulo são as superfícies proximais dos dentes em contacto e o vértice do triângulo é a área de contacto.

Importância fisiológica:

1. O contacto e o alinhamento corretos dos dentes adjacentes permitirão um espaçamento adequado entre eles para o volume normal de tecido gengival ligado ao osso e aos dentes
2. A queratinização da gengiva e a densidade e elasticidade dos tecidos gengivais ajudam a manter estes tecidos contra o trauma durante a mastigação e a invasão por bactérias.
3. Os dentes são geralmente mais estreitos na cervix mesiodistalmente do que na superfície oclusal; assim, esta disposição permite a presença de tecido ósseo suficiente entre um dente e outro, ancorando os dentes firmemente nos maxilares
4. Isto também simplifica o problema do espaço para o fornecimento de sangue e nervos ao osso alveolar circundante e a outros tecidos de revestimento dos dentes.
5. Em caso de malignidade ou malformação dos dentes ou falta de contactos adequados, pode levar a uma forma inadequada dos espaços interproximais, o que pode aumentar a possibilidade de doença periodontal, uma vez que a gengiva que preenche o espaço será afetada devido à impactação dos alimentos.

PROBLEMAS COM ESPAÇOS INTERPROXIMAIS INADEQUADOS

- A acumulação de placas é favorecida
- As lesões mecânicas da unidade gengival são promovidas

- É criada uma insuficiência de tecido periodontal

- As forças oclusais que excedem o osso que o periodonto pode acomodar são transmitidas.

- Quando o espaço interproximal/gengival é alargado por destruição dos tecidos na doença periodontal ou por recessão, ocorre impactação dos alimentos causada por forças oclusais, a pressão lateral dos lábios, bochechas e língua pode forçar os alimentos interproximalmente

EMBRASURES / VERTEDOUROS

As embrasuras são espaços criados pelas curvaturas adjacentes às áreas de contacto quando dois dentes da mesma arcada estão em contacto. Considera-se que a embrasura gengival está presente apenas se o espaço interproximal não for ocupado por qualquer gengiva ou osso.

Importância fisiológica:

1. Permitem que os alimentos sejam desviados das áreas de contacto e, assim, evitam que os alimentos fiquem presos entre os dentes

2. Ao fazê-lo, reduzem as forças de traumatismo oclusal exercidas sobre os dentes. Dissipam e reduzem as forças oclusais.

3. São auto-limpantes devido às superfícies lisas e arredondadas dos dentes que as formam, permitindo que os alimentos sejam arrastados pela saliva, pelos líquidos ingeridos e pela fricção da língua, das bochechas e dos lábios

4. Permitem uma ligeira estimulação da gengiva através da massagem por fricção dos alimentos, ao mesmo tempo que protegem a gengiva de traumas

indevidos.

EMBRASURA IMPRÓPRIA:

- Devido ao mau posicionamento e à malformação dos dentes, se o tamanho do embrasure for muito pequeno, é criado um stress adicional nos dentes e nas estruturas de suporte durante a mastigação.

- Se o tamanho for maior, oferece pouca proteção à estrutura de suporte, uma vez que os alimentos são forçados a entrar no espaço interproximal devido a uma cúspide oposta.

- As aberrações morfológicas na forma dos dentes conduzem a doenças periodontais que causam a diminuição do nível de osso alveolar, levando à abertura de espaços interproximais e à impactação de alimentos, causando o agravamento da doença pré-existente.

CONTORNOS FISIOLÓGICOS DOS DENTES

Tanto os contornos da crista cervical como a altura geral dos contornos das coroas são de natureza protetora e desempenham as funções de manutenção do tónus tecidular e de proteção dos tecidos gengivais contra o trauma. Os contornos dentários adequados são fundamentais para direcionar os alimentos sobre as margens da gengiva livre, de forma a que haja uma ligeira massagem por fricção durante a mastigação.

COMO PROTEGER OS CONTORNOS DOS DENTES?

- Direciona os alimentos para as margens da gengiva livre, de forma a que haja uma ligeira massagem por fricção durante a mastigação. Se as curvaturas forem demasiado ligeiras ou se estiverem totalmente ausentes, resulta em trauma provocado pelos alimentos, resultando na inflamação do epitélio cervicular e na perturbação das estruturas de suporte mais profundas. Se as curvaturas forem demasiado convexas, o resultado é o alojamento de material alimentar na área da crista gengival, resultando em inflamação.

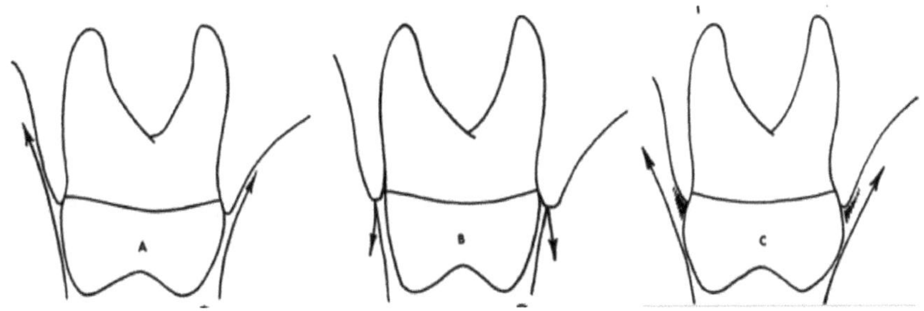

A ALTURA DA FIXAÇÃO EPITELIAL :CURVATURAS DAS LINHAS CERVICAIS NAS SUPERFÍCIES MESIAL E DISTAL (JUNÇÃO CEMENTO-ESMALTE)

A junção cemento-esmalte é uma linha que marca a junção do esmalte e do cemento. Também é chamada de linha cervical. A linha não significa uma linha reta, mas segue as curvaturas em todas as superfícies axiais do dente.

Importância fisiológica:

- Os selos de fixação epitelial do tecido mole ao dente. É capaz de se ajustar a alterações fisiológicas locais, mas é vulnerável a lesões físicas

- Um tratamento descuidado pode provocar rupturas na fixação, tornando o dente suscetível de sofrer outras lesões físicas ou patológicas. Os dentes podem ser lesados por sondagem descuidada durante o exame, destartarização inadequada durante o tratamento profilático, por técnicas de preparação dos dentes em procedimentos operatórios, etc

A FORMA FUNCIONAL DOS DENTES NOS SEUS TERÇOS INCISAL E OCLUSAL

Os terços incisais e oclusais das coroas dos dentes têm superfícies convexas ou côncavas em todas as áreas oclusais de contacto. Em todas as posições e excursões em que os dentes de um maxilar entram em contacto com os dentes do maxilar oposto, as superfícies curvas entram em contacto com superfícies curvas. Não existem planos planos nas superfícies incisais ou oclusais, a não ser que sejam criados pelo desgaste ou pelo desenho. Os planos planos reduzem a eficiência dos dentes.

EPITÉLIO GENGIVAL

O epitélio periodontal é a superfície oral e o revestimento da inserção periodontal. Serve para cobrir e proteger os tecidos subjacentes. Tem uma função crítica ao servir para selar o local de penetração dos dentes. Esta função única confere desafios especiais ao tecido e conduz a determinadas vulnerabilidades associadas à doença periodontal.

Historicamente, a abordagem dos periodontistas tem sido a de considerar o epitélio como uma cobertura **passiva**. Quando a doença ativa está presente, a função de barreira epitelial falha e o epitélio é violado. O problema é amplificado pela migração epitelial apical, resultando numa bolsa mais profunda. Isto resulta em invasão bacteriana, inflamação e destruição do tecido conjuntivo, com subsequente perda óssea e possível perda do dente.

Atualmente, temos uma perspetiva bastante diferente. Embora o compartimento epitelial forneça uma barreira física à infeção, também tem um **papel ativo** na defesa inata do hospedeiro. As células epiteliais, um dos principais tipos de células associadas à saúde periodontal e da mucosa oral, estão em constante contacto com produtos bacterianos. Os antigénios bacterianos são libertados a partir de biofilmes supra e subgengivais na superfície do dente, bem como de bactérias fixadas nas superfícies da mucosa.

- As células epiteliais respondem ativamente às bactérias de uma forma interactiva; segregam interleucina-8 (IL-8) e outras quimiocinas e citocinas para alertar vários tipos de células e atrair neutrófilos.

- Produzem péptidos antimicrobianos naturais em resposta à placa bacteriana. Estes péptidos antimicrobianos fazem parte do sistema imunitário inato, um conjunto complexo de respostas que mantém os invasores microbianos sob controlo e mantém a ecologia microbiana da bolsa periodontal saudável.

- Assim, o epitélio participa ativamente na resposta à infeção e na sinalização de outras respostas do hospedeiro e na integração das respostas imunitárias inatas e adquiridas.

- As células epiteliais também podem responder às bactérias através do aumento da proliferação, da alteração dos eventos de sinalização celular e de alterações na diferenciação e morte celular, alterando a homeostase dos tecidos.

- Por fim, através das citocinas, das células de Langerhans e das células dendríticas de origem medular que se encontram no epitélio, o epitélio é um elo de ligação com a imunidade adquirida.

Novas informações sobre as respostas de defesa inata *do epitélio*, a interação dos epitélios e do sistema imunitário e a natureza ativa da interação das células epiteliais com as bactérias conduzem-nos a uma nova visão do papel integrado do epitélio e da resposta do hospedeiro à infeção. Estas novas descobertas são aplicáveis a muitos epitélios. Foram investigadas no intestino, na mucosa respiratória, na mucosa oral e na pele, mas têm especial relevância para o epitélio periodontal e o seu papel na saúde e na doença.

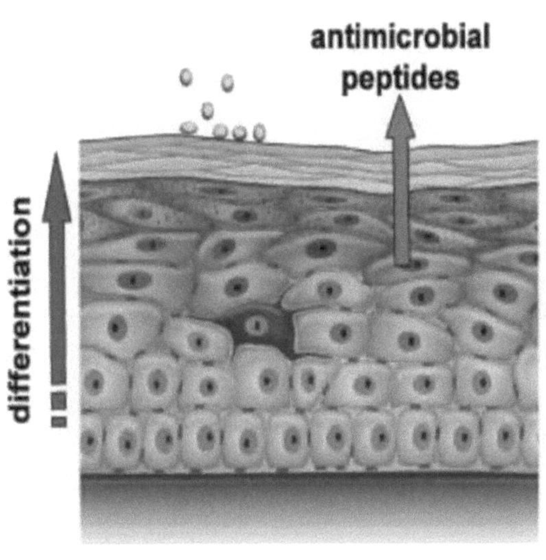

São apresentados os componentes que contribuem para vários aspectos da barreira epitelial.

Estas incluem a ligação célula-célula e a integridade geral do tecido, bem como o processo de diferenciação (queratinização) do tecido que conduz à superfície endurecida e mecanicamente resistente. Os desmossomas medeiam a ligação célula-célula dos queratinócitos e os hemidesmossomas medeiam a ligação queratinócito-lâmina basal. As células de Langerhans (células dendríticas púrpuras) no epitélio não têm ligações desmossómicas. A renovação celular constante é fundamental para a renovação dos tecidos e para a diferenciação contínua. A migração celular é fundamental para a cicatrização de feridas e a reepitelização. Os péptidos antimicrobianos expressos constitutivamente contribuem para a barreira à invasão microbiana.

Estrutura e função epitelial

Os tecidos epiteliais do corpo são diversos na sua estrutura - desde os epitélios simples, de camada única, do intestino ou glandulares, até aos epitélios complexos e estratificados que formam a superfície do corpo e a superfície da cavidade oral.

Funções e caraterísticas dos epitélios

Funções

- Barreira mecânica, química, hídrica e microbiana

Funções de sinalização

Integridade arquitetónica

- Ligações célula-célula
- Lâmina basal
- Citoesqueleto de queratina

Tipo de célula principal

- Queratinócitos

Outros tipos de células

- Células de Langerhans
- Melanócitos, células de Merkel Renovação constante
- Substituição de células danificadas Ligações célula-célula
- Desmossomas
- Junções aderentes
- Junções estreitas
- Junções de lacuna Lâmina basal da célula
- Síntese dos componentes da lâmina basal

- Hemidesmossoma

Funções

-1-Nos epitélios estratificados, a diferenciação leva à formação de células resistentes e estruturas especializadas. Dependendo do local do corpo, os epitélios servem de barreira protetora contra insultos mecânicos, químicos e microbiológicos.

-2-Podem também funcionar como uma barreira de permeabilidade à entrada e perda de água.

-3-A função do epitélio gengival é proteger as estruturas profundas, permitindo um intercâmbio seletivo com o ambiente oral.

Caraterísticas comuns dos epitélios

Citoesqueleto de queratina

As células epiteliais contêm não só organelos (núcleos, mitocôndrias, ribossomas, retículo endoplasmático, sistemas de golgi) normalmente presentes nas células de outros tecidos, mas também contêm caraterísticas estruturais que as identificam como células epiteliais e as distinguem de outros tipos de células. Estas estruturas são os filamentos chamados **tonofilamentos** e as pontes intercelulares ou desmossomas

-4-Quimicamente, os filamentos representam uma classe de proteínas intracelulares conhecidas como citoqueratinas.

-5-Na célula epitelial, a **citoqueratina é composta por microfilamentos, microtúbulos e filamentos intermédios.**

-6-Nas células epiteliais, os filamentos de CK funcionam como componentes do citoesqueleto e dos contactos celulares (desmossomas e hemidesmossomas). No entanto, a razão fisiológica para o grande número de CKs permanece obscura. A análise das anomalias congénitas ou experimentais das CK permite obter alguma informação sobre o seu significado funcional.

Ligações célula-célula-

Uma propriedade importante de qualquer epitélio é a sua capacidade de funcionar como barreira, que depende em grande medida do contacto estreito ou da coesão das células epiteliais. A coesão entre as células é proporcionada por um material intercelular viscoso constituído por complexos de proteínas e hidratos de carbono produzidos pelas próprias células epiteliais.

-7- Para além disso, existem modificações das membranas adjacentes das células, sendo a mais comum o **desmossoma.** Se as células epiteliais encolhem durante o processamento histológico, os desmossomas permanecem normalmente intactos e aparecem como pontes intercelulares.

-8- A adesão entre o epitélio e o tecido conjuntivo é proporcionada pelos **hemidesmossomas,** que estão presentes nas membranas basais das células da camada basal. Estes também possuem placas de ligação intracelular com tonofilamentos inseridos.

-9- Os desmossomas, hemidesmossomas e tonofilamentos, em conjunto, representam uma ligação mecânica que distribui e dissipa as forças localizadas aplicadas à superfície epitelial numa vasta área.

-10- São observados dois outros tipos de ligação entre as células do epitélio oral: **as junções de hiato e as junções de aperto**. A junção em fenda é uma região em que as membranas de células adjacentes estão intimamente ligadas, separadas apenas por uma pequena fenda. Parece haver pequenas interconexões entre as membranas através dessas lacunas. Estas junções podem permitir a comunicação eléctrica ou química entre as células, em vez de terem qualquer função mecânica, e são observadas apenas ocasionalmente no epitélio oral. Ainda mais rara no epitélio oral é a junção apertada, em que as membranas celulares adjacentes estão tão apertadas que não existe espaço intercelular.

Estas junções podem servir para selar e compartimentar as áreas intercelulares.

Queratinócitos

Estes são o principal tipo de células do epitélio gengival, bem como de outros epitélios escamosos estratificados. A principal função do epitélio gengival (proteção e barreira contra o ambiente oral) é conseguida através da proliferação e diferenciação dos queratinócitos.

Proliferação:

o A proliferação dos queratinócitos ocorre por mitose na camada basal e menos frequentemente na camada suprabasal, onde uma pequena proporção das células permanece como um compartimento proliferativo, enquanto um número maior começa a migrar para a superfície. É na camada basal que o epitélio é renovado; esta camada é também designada por estrato germinativo e pode ser considerada a célula progenitora.

o Quando as duas células filhas são formadas por divisão celular, uma célula basal adjacente e "mais velha" é empurrada para a camada espinhosa e começa a atravessar o epitélio como um queratinócito. **Demora aproximadamente um mês para um queratinócito atingir a superfície**

epitelial externa, onde se desprende do estrato córneo.

- Num dado momento, o número de células que se dividem na camada basal é igual ao número de células que se desprendem da superfície. Assim, em condições normais, existe um equilíbrio completo entre a renovação e a perda de células, pelo que o epitélio mantém uma espessura constante. À medida que as células basais migram através do epitélio, este torna-se achatado com o seu eixo longo paralelo à superfície epitelial.

Diferenciação

- Envolve o processo de queratinização que consiste numa sequência de eventos bioquímicos e morfológicos que ocorrem na célula à medida que esta migra da camada basal.
- A principal alteração morfológica é um achatamento progressivo da célula, com uma prevalência crescente de tonofilamentos e de junções intercelulares, associada à produção de grânulos de querato-hialina e ao desaparecimento do núcleo.

Com base no grau de diferenciação dos queratinócitos, estes podem ser divididos nas seguintes camadas celulares:

1. Camada basal (Stratum basale ou stratum germinativum)
2. Camada de células espinhosas (Stratum spinosum)
3. Camada de células granulares (Stratum granulosum)
4. Camada de células queratinizadas (Stratum corneum)

Outras células encontradas no epitélio são as células claras ou não-queratinócitos, que incluem **as células de Langerhans, as células de Merkel** e **os melanócitos.**

-1-As células de Langerhans são responsáveis pela comunicação com a reação imunitária enquanto células apresentadoras de antigénios para os linfócitos.

-2-Os melanócitos, que são responsáveis pela barreira aos danos causados pelos raios UV, e desempenham um papel na eliminação de radicais livres na mucosa oral.

-3-As células de Merkel estão localizadas nas camadas mais profundas do epitélio e albergam terminações nervosas. Foram identificadas como preceptores tácteis.

Vale a pena sublinhar que a arquitetura epitelial de células intimamente ligadas, com a sua intrincada rede de filamentos de queratina, está em nítido contraste com a dos tecidos conjuntivos adjacentes, em que o principal elemento estrutural, o colagénio, é extracelular. De facto, os tecidos conjuntivos tendem a distinguir-se pelo seu tipo de matriz extracelular, enquanto os tecidos epiteliais se distinguem pelas suas células e funções.

O papel ativo dos queratinócitos na génese da inflamação nos tecidos gengivais

-4- Como o desafio bacteriano inunda o espaço dentogengival com uma série de metabolitos potencialmente nocivos que perturbam a função de barreira protetora do epitélio.

-5- Os componentes bacterianos, como os lipopolissacáridos, podem ativar imediatamente, ou através de vias indirectas, as células do epitélio para responder aos estímulos bacterianos através da elaboração de mediadores pró-inflamatórios, que por sua vez podem induzir efeitos semelhantes nos tecidos periodontais mais profundos (Fiero D.1995, Kupper TS.1990).

-6- As moléculas produzidas pelas células epiteliais, tais como a interleucina-1, o fator de necrose tumoral, a prostaglandina E2 e as metaloproteinases da matriz podem difundir-se através do epitélio juncional e entrar no cório gengival, onde amplificam a resposta inflamatória, desencadeiam mecanismos de imunidade celular e, em última análise, contribuem para a destruição dos tecidos do hospedeiro.

-7- Além disso, as células epiteliais desempenham um papel fundamental no recrutamento de leucócitos para o epitélio juncional e através dele. É geralmente aceite que a diapedese de neutrófilos e de outros glóbulos brancos da circulação periférica é mediada pela expressão de várias moléculas de adesão ao longo de gradientes de substâncias quimiotácticas (Bickel M.1993, Crawford JM,2000)

-8- Quando os leucócitos saem da circulação, infiltram-se nos tecidos conjuntivos perivasculares e a maioria das células migra através do epitélio juncional em direção ao sulco/bolsa.

-9- Descobriu-se que as células do epitélio oral expressam moléculas de adesão que são a chave para o extravasamento de leucócitos, incluindo a molécula de adesão intercelular-1 e o antigénio de função leucocitária-3; a expressão destas moléculas pode ser regulada pela presença de inflamação (30, 31). As células epiteliais gengivais também produzem o potente quimioatractor interleucina-8 (Bickel M.1993), embora se tenha descoberto que grande parte da produção tem origem nas camadas superficiais do epitélio juncional (44, 188). Pensa-se que isto cria o impulso quimiotático para os leucócitos se deslocarem dos tecidos conjuntivos para o epitélio juncional superficial.

-10- Em geral, as actividades biológicas das células epiteliais induzem a infiltração de leucócitos nos tecidos periodontais e, através da secreção de citocinas, amplificam a resposta imunitária do hospedeiro.

Dados recentes sugerem que as células epiteliais são capazes de selecionar ativamente os leucócitos que se destinam a entrar no sulco gengival e os que devem permanecer nos tecidos conjuntivos (Tonetti MS.1995).

Alterações do comportamento epitelial na presença de inflamação

-11- Na presença de inflamação gengival, Mühlemann & Hartel 1955 demonstraram que as células epiteliais tinham uma taxa mitótica aumentada. A inflamação tem um efeito estimulante no epitélio sulcular oral e/ou no epitélio juncional.

-12- A presença de inflamação leva também a um aumento das células inflamatórias no epitélio.

-13- De facto, o epitélio juncional é a via preferencial de saída dos leucócitos dos tecidos conjuntivos gengivais para o sulco e, durante os períodos de inflamação, mais de metade do seu volume é constituído por PMNs e outros leucócitos que migram ativamente através dele.

-14- Pensou-se que esta grande permeação do epitélio juncional por células inflamatórias destruiria a integridade estrutural do epitélio e aumentaria a sua permeabilidade. No entanto, a resistência do epitélio foi total ou parcialmente restaurada após 65 minutos. Assim, pensa-se que o aumento da migração leucocitária através do epitélio juncional não destrói irreversivelmente a sua função de barreira.

Peptídeos e proteínas antimicrobianos e seu papel na ecologia microbiana

Várias famílias de péptidos ou proteínas antibióticas naturais são expressas nos epitélios, bem como nos neutrófilos, como parte desta barreira.

Tanto os péptidos antimicrobianos constitutivos como os induzíveis são expressos no epitélio gengival, sugerindo que têm uma função de vigilância normal, bem como um papel específico na defesa inata do hospedeiro em resposta à infeção.

Os peptídeos antimicrobianos (definidos como proteínas com menos de 100 aminoácidos, com pesos moleculares que variam de aproximadamente 3.500 a 6.500Da) incluem as a- e b-defensinas e o membro da família das catelicidinas, LL-37

Estes péptidos catiónicos têm uma estrutura anfipática e um largo espetro de atividade antimicrobiana.

Funcionam por associação com a superfície microbiana aniónica, agregando-se depois para formar poros ou romper as membranas microbianas, embora novas provas sugiram possíveis alvos citoplasmáticos adicionais

-15-A proteína antimicrobiana calprotectina (composta por duas subunidades com pesos moleculares de aproximadamente 10.000 e 14.000Da) também é expressa no citoplasma dos epitélios orais e dos neutrófilos. Embora o mecanismo de ação antimicrobiano da calprotectina esteja mal definido, foi demonstrado que esta proteína inibe a ligação e a infeção das células epiteliais orais por *P. gingivalis* e outras bactérias, sugerindo a sua importância funcional no tecido

-16- **A catelicidina humana LL-37** - a importância biológica da LL-37 foi recentemente demonstrada num modelo animal transgénico em que o gene que codifica este péptido foi anulado. Os animais sem expressão são altamente susceptíveis à infeção necrótica da pele causada pelo *Streptococcus* do Grupo A (36). Embora o ARN mensageiro do LL-37 possa ser detectado nas células epiteliais gengivais, o péptido é pouco expresso no epitélio gengival, mas é facilmente detetável nos neutrófilos circundantes que migram através do epitélio juncional.

-17- **As b-defensinas** são expressas em todos os tecidos epiteliais humanos. São induzidas pela inflamação, pelo lipopolissacárido bacteriano (LPS) e por citocinas pró-inflamatórias.

-18- Tanto as a-defensinas como as b-defensinas e a LL-37 estão localizadas em diferentes sítios na gengiva, sugerindo que é provável que desempenhem diferentes papéis em vários nichos ecológicos do periodonto. As b-defensinas são expressas em áreas de diferenciação e inflamação, mas são pouco ou nada expressas no epitélio juncional. As células do epitélio juncional são morfológica e estruturalmente mais semelhantes às células basais do epitélio oral estratificado, pelo que esta observação é mais consistente com a influência da diferenciação na expressão das b-defensinas.

-19- Por outro lado, as **a-defensinas** e LL-37 estão presentes em grandes quantidades nos neutrófilos que migram através do epitélio juncional para o sulco gengival. Assim, o epitélio juncional relativamente indiferenciado é protegido pelas a-defensinas e LL-37 libertadas pelos neutrófilos, enquanto os epitélios estratificados diferenciados são protegidos pelas b-defensinas. A quantidade de a-defensina no fluido cervical gengival atinge uma concentração suficientemente elevada para uma função antimicrobiana eficaz neste local, enquanto a quantidade e a capacidade funcional das b-defensinas expressas nas superfícies celulares não são conhecidas.

Alguns investigadores acreditam que o papel principal das b-defensinas pode ser o de sinalizar outras respostas imunitárias inatas e adquiridas, enquanto as a-defensinas e o LL-37 podem ser mais importantes pelas suas propriedades antimicrobianas no sulco gengival.

O papel dos epitélios na integração das respostas imunitárias inatas e adquiridas

As células epiteliais também respondem às bactérias através da alteração dos eventos de sinalização celular. As células de Langerhans funcionam como células apresentadoras de antigénios e servem como um dos elos de ligação entre o epitélio e a imunidade adquirida.

> Os receptores de superfície celular são fundamentais para estas interações celulares, bem como para as vias de transdução de sinal. Mais recentemente, uma família de receptores de reconhecimento de padrões patogénicos, os receptores do tipo Toll, foi identificada como fundamental na mediação das respostas às bactérias. Pode prever-se que estes receptores sejam uma chave para os eventos moleculares da defesa inata do hospedeiro no compartimento das células epiteliais.

> Além disso, os próprios péptidos antimicrobianos epiteliais têm propriedades de sinalização. A catelicidina LL-37 actua como um quimioatractor de neutrófilos e estimula a expressão de proteoglicanos associados à cicatrização de feridas.

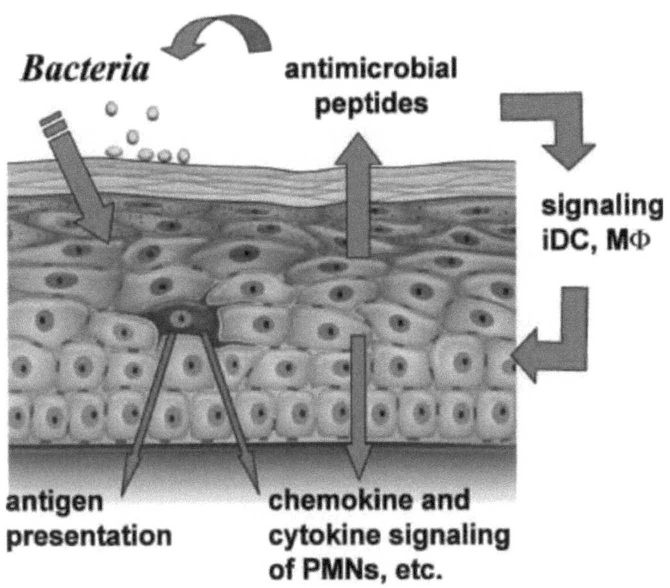

O epitélio sinaliza outros tipos de células em resposta às bactérias para que contribuam para a barreira microbiana. As quimiocinas (por exemplo, IL-8), as citocinas e as moléculas de adesão (por exemplo, a molécula de adesão intercelular-1) são expressas pelos queratinócitos e pelas células de Langerhans (púrpura). As células de Langerhans também migram para fora do tecido para apresentação de antigénios e para desencadear a resposta imunitária adquirida. Os péptidos antimicrobianos epiteliais são regulados positivamente; estes têm uma ação direta sobre as bactérias e sinalizam as células dendríticas imaturas e os macrófagos que, por sua vez, regulam positivamente as respostas epiteliais.

Assim, o epitélio responde à presença de bactérias e a sinalização subsequente amplifica a resposta. Durante este processo, as células dendríticas, as células T e os macrófagos são estimulados, proporcionando uma ligação entre as respostas inatas das células epiteliais e a resposta imunitária adquirida para o reconhecimento específico e a longo prazo de antigénios estranhos.

O epitélio tem um papel ativo na manutenção da saúde do periodonto, como demonstrado pela sua função de barreira eficaz, pela sua produção de péptidos antimicrobianos e pelo seu papel na expressão de quimiocinas e citocinas em resposta a estímulos ambientais. Num estado de saúde, as nossas barreiras epiteliais e as nossas defesas inatas são extremamente eficazes. Quando estas defesas de primeira linha são afectadas, o sistema imunitário adquirido funciona como modo de defesa de reserva.

FLUIDO CREVICULAR GENGIVAL

O fluido do sulco gengival (GCF) é uma mistura complexa de substâncias derivadas do soro, leucócitos e células estruturais do periodonto e bactérias orais

A presença de fluido sulcular ou fluido crevicular gengival (GCF) é conhecida desde o século XIX.

A investigação pioneira de **Waerhaug no início dos anos 50** centrou-se na anatomia do sulco e na sua transformação numa bolsa gengival durante o curso da periodontite.

No final da década **de 1950 e início da década de 1960**, uma série de estudos inovadores de **Brill et al.** lançou as bases para a compreensão da fisiologia da formação do GCF e da sua composição.

Os estudos de **Loe et al. (1965)** contribuíram para esta compreensão e começaram a explorar a utilização do FGC como um indicador de doenças periodontais.

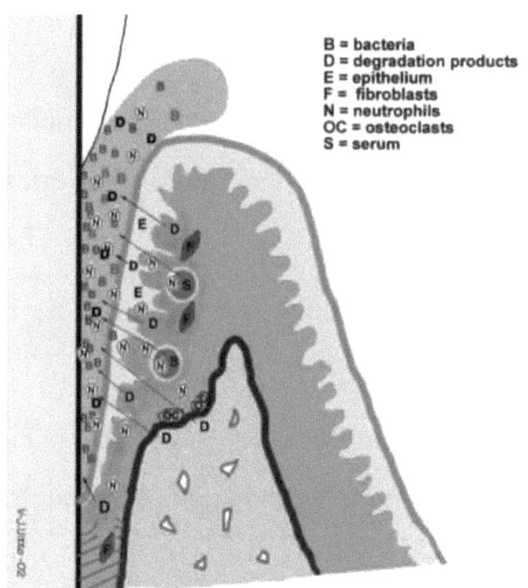

O FGC desempenha um papel especial na manutenção da estrutura do epitélio juncional e na defesa antimicrobiana do periodonto.

O GCF fornece uma janela única para a análise da condição periodontal.

- A recolha do FGC é um procedimento não invasivo e relativamente simples.

- O potencial do GCF na deteção precoce da periodontite e na cicatrização dos tecidos periodontais após a terapia já era conhecido na década de 1950.

FORMAÇÃO DE FLUIDO CREVICULAR GENGIVAL

Existem diferentes escolas de pensamento relativamente à natureza do FGC. Em estudos posteriores, **Brill, 1969,** confirmou a presença de FGC em humanos e considerou-o um transudado. No entanto, outros **Loe H et al, 1965,** demonstraram que as FGC são exsudados inflamatórios e não um transudado comum. Numa gengiva rigorosamente normal, pouco ou nenhum fluido pode ser recolhido

O GCF é um exsudado inflamatório?

As investigações iniciais do FGC tentaram relacionar a sua formação com as alterações inflamatórias nos tecidos conjuntivos subjacentes aos epitélios sulcular e juncional. Estas alterações consistiam principalmente num aumento da permeabilidade dos vasos sanguíneos, que era induzido por meios químicos ou mecânicos.

O fluxo de fluido gengival aumentou acentuadamente após a estimulação da gengiva pela escovagem dos dentes ou pela mastigação, ou após a injeção intravenosa de histamina ou o desenvolvimento de inflamação **(Brill N, 1959).** Isto levou à conclusão de que era necessária alguma irritação, quer química quer mecânica, para induzir a produção de FGC e que, por conseguinte, esta deveria ser considerada como um fenómeno patológico.

Egelberg (1966) investigou a histologia da vasculatura subjacente aos epitélios sulcular e juncional. Nas suas experiências, uma suspensão de partículas de carbono, com um tamanho de partícula conhecido, foi injectada por via intravenosa em cães que foram depois mortos e o seu tecido gengival foi examinado histologicamente. Em amostras de tecido saudáveis, que serviram de amostras de controlo, as partículas de carbono permaneceram nos capilares e nas pequenas vénulas. Na presença de inflamação aguda, no entanto, as partículas podiam ser vistas nos espaços intercelulares.

Uma indicação da suscetibilidade dos tecidos gengivais a um traumatismo ligeiro foi fornecida pela observação de que as partículas de carbono extravasculares se acumulavam apenas na região correspondente à largura do papel de filtro utilizado para a recolha de fluidos **(Egelberg J; 1966).**

Numa outra série de experiências, foram demonstradas as diferentes susceptibilidades das gengivas cronicamente inflamadas e saudáveis a estímulos externos, com as gengivas cronicamente inflamadas a mostrarem um aumento na produção de GCF em resposta à secagem ao ar e à histamina sistémica, enquanto a gengiva saudável só ocasionalmente respondia a estes estímulos.

O GCF é um transudado do fluido intersticial?

Os trabalhos de Brill e Egelberg pareciam sugerir que a produção de GCF resultava principalmente de um aumento da permeabilidade dos vasos subjacentes ao epitélio juncional e sulcular. Uma teoria alternativa surgiu do trabalho de **Alfano (1974)** e da hipótese postulada por **Pashley (1976)** que sugeria que o fluido inicial produzido poderia simplesmente representar o fluido intersticial que aparece na fenda como resultado de um gradiente osmótico. Este fluido inicial, pré-inflamatório, foi considerado como um transudado e, quando estimulado, transformou-se em exsudado inflamatório.

Alfano, 1974 sugeriu que, numa fenda gengival clinicamente saudável, a placa bacteriana resultaria na acumulação de moléculas de elevado peso molecular. Estas permeariam as regiões intercelulares do epitélio, mas seriam então limitadas pela membrana basal. Aqui acumular-se-iam e produziriam um gradiente osmótico que induziria o fluxo de fluido intersticial do tecido conjuntivo para o sulco gengival.

Pashley, 1976 - propôs o modelo em que se previa que a produção de GCF é governada pela passagem de fluido dos capilares para os tecidos (filtrado capilar) e pela remoção deste fluido pelo sistema linfático (captação linfática).

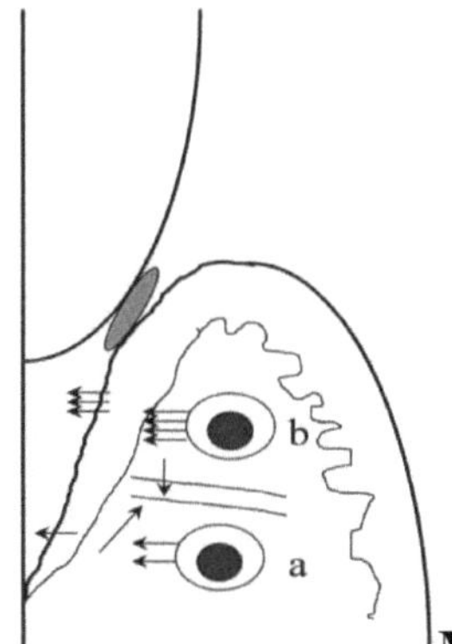

Modelo matemático de Pashley, ilustrado no interior fenda gengival. Secção transversal de dois capilares e secção longitudinal de um vaso linfático com setas que mostram a passagem de fluido. (a) Ausência de inflamação: a baixa permeabilidade vascular e a baixa permeabilidade da membrana basal resultam num baixo fluxo do FGC e numa elevada percentagem de absorção pelos vasos linfáticos. (b) As macromoléculas da placa resultam num gradiente osmótico, num aumento da permeabilidade vascular e em alterações da membrana basal, resultando numa maior passagem de fluido para os tecidos e num aumento da produção de FGC.

Quando a taxa de filtração capilar excede a taxa de absorção linfática, o fluido acumula-se sob a forma de edema e/ou deixa a área como FGC. Os factores que modulam os respectivos processos de filtração e captação incluem os coeficientes de filtração do endotélio linfático e capilar, bem como a pressão osmótica nos diferentes compartimentos. Assim, mesmo em condições de saúde, se a pressão osmótica do compartimento sulcular exceder a do fluido tecidular, possivelmente devido à acumulação de moléculas derivadas da placa, haverá um aumento líquido do fluxo de FGC.

Os modelos propostos por Alfano e Pashley explicariam os efeitos da histamina e da estimulação mecânica na produção de GCF.

MÉTODOS DE RECOLHA E MEDIÇÃO DO VOLUME DE GCF

Foram utilizadas várias técnicas para a recolha de GCF. As técnicas podem ser divididas em três estratégias básicas, sujeitas a várias modificações na sua aplicação por diferentes autores

Métodos de lavagem gengival

Nesta técnica, o sulco gengival é perfundido com uma solução isotónica, como a solução salina equilibrada de Hanks, normalmente de volume fixo. O fluido recolhido representa então uma diluição do fluido crevicular e contém células e constituintes solúveis, como as proteínas plasmáticas.

Foram utilizadas duas técnicas diferentes.

O mais simples envolveu a instilação e re-aspiração de 10ml de solução salina balanceada de Hanks na papila interdental. Este processo foi repetido 12 vezes para permitir uma mistura completa da solução de transporte e do FGC. Esta técnica pode, portanto, ser aplicada quer a unidades interdentárias individuais, quer a unidades múltiplas, que são depois agrupadas.

Um método mais complicado envolveu a construção de um stent acrílico personalizado que isolou os tecidos gengivais do resto da boca. Os tecidos foram então irrigados durante 15 minutos, com uma solução salina, utilizando uma bomba peristáltica, e o FGC diluído foi removido.

A **principal desvantagem** desta técnica é o facto de poder não ser recuperado todo o fluido durante o procedimento de aspiração e re-aspiração. Assim, não é possível uma quantificação exacta do volume ou da composição do FGC, uma vez que não é possível determinar o fator de diluição exato.

Tubos capilares ou micropipetas

Após o isolamento e a secagem de um local, são inseridos tubos capilares de diâmetro interno conhecido na entrada da fenda gengival. O GCF da fenda migra para o tubo por ação capilar e, uma vez que o diâmetro interno é conhecido, o volume de fluido recolhido pode ser determinado com precisão. Esta técnica parece ser ideal, uma vez que fornece uma amostra não diluída de FGC "nativo" cujo volume pode ser avaliado com exatidão.

No entanto, é difícil recolher um volume adequado de GCF num curto período de tempo, a menos que os locais estejam inflamados e contenham grandes volumes de GCF. A recolha de um volume razoável de fluido pode, em alguns casos, significar que o tempo de recolha de um local individual pode exceder 30 minutos e, mesmo assim, pode ser impossível obter amostras adequadas de fendas saudáveis.

É igualmente difícil conceber que a manutenção de um tubo capilar à entrada de uma fenda gengival durante períodos tão longos garanta uma recolha atraumática.

Uma outra complicação desta técnica é a dificuldade de remover a amostra completa do tubo. Esta foi forçada a sair com um jato de ar ou através da passagem de um volume fixo maior de uma solução diluidora através do capilar ou, mais geralmente, através da centrifugação do tubo.

Tiras de papel de filtro absorvente

Existem variações consideráveis na aplicação do método de colheita com tira de papel de filtro. As principais variações dizem respeito não só ao método e ao momento da recolha da amostra, mas também aos meios de estimar o volume da amostra recolhida. As vantagens desta técnica residem no facto de ser rápida e fácil de utilizar, poder ser aplicada a locais individuais e, possivelmente, ser a menos traumática quando corretamente utilizada.

Métodos de recolha

Os métodos de recolha podem ser divididos, em termos gerais, nas técnicas intracrevicular e extracrevicular. A primeira depende da inserção da tira no sulco gengival, enquanto que na segunda as tiras são sobrepostas na região do sulco gengival, numa tentativa de minimizar o trauma. O método intra-crevicular é o método utilizado com mais frequência e pode ser subdividido consoante a tira seja inserida logo à entrada do sulco ou da bolsa periodontal ou se a tira é inserida até à base da bolsa ou "até se sentir uma resistência mínima". Em bolsas pouco profundas ou fendas saudáveis, representam provavelmente a mesma coisa

(a) Método extracrevicular;

(b) Método intracrevicular "superficial" [Loe & Holm-Pederson],

(c) Método intracrevicular "profundo" [Brill].

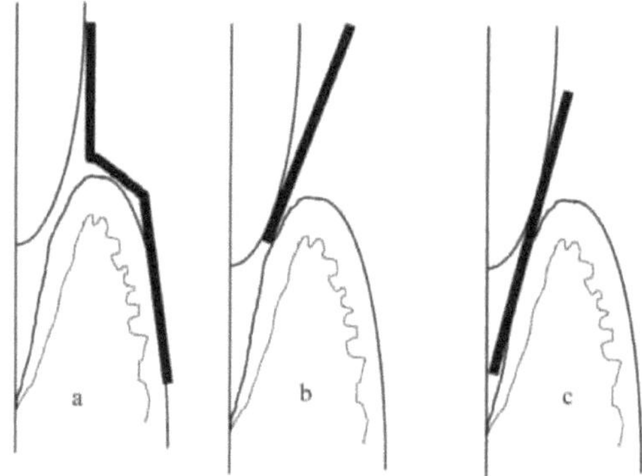

MÉTODOS DE ESTIMATIVA DO VOLUME RECOLHIDO

> A quantidade de GCF recolhida numa tira era avaliada pela distância a que o fluido tinha migrado pela tira. Esta medição era frequentemente efectuada como uma simples medida linear, mas um valor mais preciso era obtido através da avaliação da área de papel de filtro molhada pela amostra de FGC.

> **A coloração das tiras** permite uma maior precisão

A ninidrina produz uma cor púrpura na área onde o GCF se acumulou (Cimasoni G,1983)

Foi obtido um resultado semelhante com 2 g de **fluoresceína** administrada por via sistémica a cada doente 2 horas antes da colheita do FGC, após o que as tiras foram examinadas à luz ultravioleta (Weinstein E,1967). A marcação com fluoresceína foi 100 vezes mais sensível do que a ninidrina para a coloração de proteínas.

As técnicas de coloração acima referidas apresentam uma série de desvantagens:

1. Não são fáceis de aplicar no consultório. O inevitável atraso na medição da tira pode resultar numa maior variação do volume comunicado, devido à evaporação.

2. A coloração das tiras para marcação de proteínas impede outras investigações laboratoriais dos componentes do FGC, limitando efetivamente a técnica à determinação do volume.

> A introdução de um dispositivo eletrónico de medição, o PeriotronA, permitiu a determinação exacta do volume do GCF e a subsequente

investigação laboratorial da composição da amostra. O instrumento mede o efeito sobre o fluxo de corrente eléctrica das tiras de papel molhadas. Tem duas "mandíbulas" metálicas que funcionam como placas de um condensador elétrico. Se for colocada uma tira seca entre as "mandíbulas", a capacitância é traduzida através do circuito elétrico e regista "zero" na leitura digital. Uma tira húmida aumentará a capacitância proporcionalmente ao volume de fluido e isto pode ser medido como um valor aumentado na leitura.

> A técnica é rápida e não tem qualquer efeito percetível na amostra GCF.

o Foram produzidos três modelos de PeriotronA (o 600, o 6000 e agora o 8000) e cada um deles demonstrou ser um meio eficaz de medir o volume de fluido recolhido em tiras de papel de filtro.

o Contudo, embora um ajuste linear tenha sido descrito como satisfatório para a calibração em gamas de volume muito pequenas, outros autores descreveram várias formas de curva como um ajuste melhor e, de facto, foram descritas diferentes curvas ou linhas para diferentes aspectos da gama de volumes.

Uma das limitações do PeriotronA tem sido a sua incapacidade para medir volumes de FGC superiores a 1,0 ml, embora, quando se utilizam tiras de filtro como as tiras Whatman 3MM, as próprias tiras sejam capazes de absorver volumes muito maiores. Os volumes superiores a 1,0 ml podem ser recuperados de locais gravemente inflamados, que podem ser as amostras de maior interesse em qualquer estudo de volume, caudal ou composição do FGC.

> O PeriotronA 8000 mais recente tem uma gama mais ampla,

particularmente se for utilizada a "escala Sialo", normalmente reservada para o seu papel como sialómetro. A calibração do PeriotronA 8000 não pode ser resolvida por regressão linear, porque tem componentes curvos significativos que são melhor descritos por um polinómio de quarta ordem **(Patel NC, et al; 1999)**.

A maioria dos estudos que descrevem a calibração do PeriotronA descreve a magnitude do erro entre amostragens repetidas. No entanto, convém recordar que estão normalmente a medir o erro total no modelo e que este pode ser atribuído ao próprio PeriotronA, à evaporação do fluido, à seringa utilizada para dispensar os volumes replicados e ao método de dispensa. Estes pequenos erros aumentam em termos percentuais quando os volumes originais são pequenos, e isto é especialmente verdade quando é gerada a extremidade inferior da curva de calibração. Por esta razão, a extremidade inferior da curva de calibração é considerada suspeita e é provavelmente melhor considerá-la como uma máquina que pode detetar com precisão volumes entre 0,1 e 1,2 ml.

Da maioria dos estudos sobre a calibração do Periotron A podem ser feitas as seguintes recomendações:

J cada máquina necessita da sua própria calibração, uma vez que as máquinas diferem significativamente na sua gama.

O soro de J é um material adequado para gerar uma curva de calibração.

J uma seringa precisa e alguma forma de padronização da distribuição de volumes duplicados são essenciais.

São necessários volumes duplicados J, mas não é necessário adicionar réplicas adicionais.

J é necessária uma gama completa de volumes de 0,1 a 1,2 ml para gerar uma curva exacta.

TabelaL Tradução dos valores de Periotron para condições clínicas e Índice Gengival com os quais podem estar associados

Leitura do Periotron	Nível gengival Iiiflanimatioii	Gitigival Índice
0-20	saudável	0
21-40	suave	1
41-80	moderado	2
81-200	grave	3

> Uma abordagem alternativa, que envolve a pesagem de tiras antes e depois da recolha de amostras, foi adoptada por alguns trabalhadores **(Weinstein E; 1967, Valazza A; 1972).** Esta abordagem tem sido bem sucedida, mas requer uma balança muito sensível para estimar as quantidades muito pequenas de fluido que podem ser recolhidas de uma fenda saudável.

MONTANTE

A quantidade de FGC recolhida é extremamente pequena. As medições efectuadas por **Cimasoni, 1983**, mostraram que uma tira de papel com 1,5 mm de largura e inserida 1 mm no sulco gengival de uma gengiva ligeiramente inflamada absorvia cerca de 0,1 mg de FGC em 3 minutos.

Challacombe,1980 utilizou um método de diluição de isótopos para medir a quantidade de FGC presente num determinado espaço num dado momento. Os seus cálculos em voluntários humanos com um índice gengival médio inferior a 1 mostraram que o volume médio do FGC nos espaços proximais dos dentes molares variava entre 0,43 e 1,56ul.

FLUXO DE FLUIDO NO SULCO GENGIVAL

O fluxo do FGC (ou caudal) é o processo de movimentação do fluido para dentro e para fora da fenda ou bolsa gengival. É um pequeno fluxo, normalmente apenas alguns microlitros por hora. O FGC num sulco gengival ou bolsa periodontal é como um lago alimentado por uma nascente. O fluido entra no lago a partir de uma fonte invisível e sai fluindo para a margem.

O fluxo do fluido da fenda gengival (GCF) é um fator determinante na ecologia da bolsa periodontal ou sulco.

> A primeira caraterística importante associada ao fluxo do FGC é a sua **ação de lavagem**. As substâncias introduzidas na bolsa periodontal são rapidamente eliminadas. A introdução da terapia antibacteriana de libertação controlada dirigida ao ambiente periodontal foi concebida para compensar a rápida remoção de substâncias do sulco gengival. De facto, esta tem sido a principal justificação para a utilização de sistemas de libertação controlada de fármacos dentro da bolsa para a administração de medicamentos aos tecidos periodontais (Goodson JM.1979).

> A segunda caraterística importante associada ao fluxo do FGC é o **efeito de isolamento.** As substâncias provenientes do exterior não penetram facilmente na bolsa periodontal. Vários exemplos levam-nos a concluir que o FGC está relativamente isolado da saliva. Existem provas consideráveis que sugerem que os colutórios antibacterianos não penetram na bolsa periodontal. **Goodson (JM.1989)**

A concentração de imunoglobulina G (IgG) encontrada no FGC das bolsas periodontais é aproximadamente 10 vezes superior à encontrada na saliva

(Challacombe SJ.1980).

Claramente, este não poderia ser o caso se a saliva tivesse acesso imediato à bolsa periodontal. Pode-se concluir razoavelmente que o fluxo líquido externo do FGC inibe o fluxo salivar retrógrado e que o conteúdo salivar geralmente não entra na bolsa periodontal. Isto cria um relativo isolamento da bolsa periodontal do resto da cavidade oral.

> Embora seja amplamente sugerido que a acumulação de bactérias leva a um aumento do fluxo do FGC, não tem sido tão amplamente apreciado que o aumento do **fluxo do FGC pode suportar maiores massas de placa bacteriana**

> O FGC é um **potencial marcador** da atividade da doença periodontal. Atualmente, é amplamente reconhecido que o FGC é formado como um ultrafiltrado sanguíneo, mas acumula elementos do metabolismo das células bacterianas e do hospedeiro no ambiente da fenda gengival. Devido a esta caraterística de acumulação, a composição do FGC tornou-se um foco lógico dos métodos de diagnóstico de doenças no ambiente periodontal. A análise dos constituintes do FGC permitiu-nos investigar muitos dos mistérios da relação entre o hospedeiro humano e as bactérias orais **Fluxo do FGC e resposta terapêutica -** As bolsas profundas com doença periodontal podem apresentar elevadas taxas de fluxo do FGC. Por conseguinte, é razoável esperar que uma terapia eficaz reduza substancialmente a taxa de fluxo, aproximando a bolsa das taxas de fluxo do FGC medidas em locais saudáveis.

COMPOSIÇÃO DO GCF

A composição do FGC pode ser caracterizada de acordo com as proteínas individuais, os anticorpos específicos, os antigénios e as enzimas de várias especificidades. O GCF também contém elementos celulares. Até à data, foram analisados mais de 40 compostos encontrados nas CGF, mas a sua origem não é conhecida com exatidão. Estes compostos podem ser derivados do hospedeiro ou produzidos pelas bactérias no sulco gengival, mas a sua origem pode ser difícil de elucidar; os exemplos incluem a β-glucuronidase, uma enzima lisossómica e a desidrogenase do ácido lático, uma enzima citoplasmática. A fonte de colagenase pode ser um fibroblasto ou leucócitos polimorfonucleares (PMN ou neutrófilos) ou as colagenases podem ser segregadas por bactérias. As fosfolipases são enzimas lisossómicas ou citoplasmáticas que também são segregadas por microrganismos.

Table 2. Composition of gingival crevice fluid

Cellular
Epithelial – desquamation (oral, sulcular, junctional)
Leukocytes – from systemic circulation

	GCF	Peripheral blood
Neutrophils	95–97%	60%
Monocytes	2–3%	5–10%
Lymphocytes	1–2%	20–30%
T Cells	29%	50–75%
B Cells	71%	15–30%

Protein/Soluble
IgG1 to IgG4; complement components
Prealbumin, albumin, fibrinogen, ceruloplasmin, transferrin, haptoglobin, hemopexin, β-lipoprotein
Cytokines, chemokines, prostanoids

Elementos celulares

Os elementos celulares encontrados no FGC incluem bactérias, células epiteliais descamadas e leucócitos (PMN, linfócitos, monócitos/macrófagos) que migram através do epitélio sulcular.

Os principais componentes celulares do fluido crevicular gengival

Cell type	Source	Function
Bacteria	Adjacent plaque mass	Etiologic factors of periodontal disease. Initiates the host immune response.
Epithelial cells	Oral sulcular and junctional epithelium	Represents the high turnover rate of the epithelium that comprise the gingival sulcus.
Leukocytes	Gingival plexus of blood vessels	Effector cells of host response. PMNs play a role in innate immunity. Monocytes/macrophages and lymphocytes play roles in cell-mediated immunity.
Erythrocytes	Blood vessels	Incidental finding. Results from damage to the small blood vessels and capillaries of gingival connective tissue

Bactérias - Com base em observações microscópicas, algumas células bacterianas encontram-se a flutuar livremente no FGC, enquanto outras podem ser vistas ligadas a células hospedeiras. Também se demonstrou que componentes bacterianos e micróbios intactos foram englobados nos fagossomas de neutrófilos que foram isolados do sulco gengival.

Células epiteliais - Egelberg 1963, ao estudar a diferença entre amostras de FGC de pacientes com gengiva clinicamente saudável e gengiva cronicamente inflamada, demonstrou que as amostras obtidas de gengiva clinicamente saudável tinham uma maior percentagem de células epiteliais (21%) quando comparadas com amostras cronicamente inflamadas (8%).

Leucócitos - Wilton et al. concentraram-se predominantemente nas populações de leucócitos e estabeleceram que dos 8,8% do total de células mononucleares encontradas, 18% eram células mononucleares/macrófagos; 24% eram linfócitos T e 58% eram linfócitos B.

-1- Estes autores também demonstraram um rácio médio de células T para células B de 1: 2,7, o que é a situação oposta quando comparada com os diferenciais do sangue periférico.

-2- O leucócito polimorfonuclear (PMN, ou neutrófilo) é o tipo de célula inflamatória predominante isolado do GCF.

-3- Essas células inflamatórias aparecem em maior número na base do sulco e diminuem em número coronalmente em direção à entrada do sulco. Acredita-se que a emigração persistente destas células da circulação sanguínea periférica e a sua localização na região do sulco gengival sejam iniciadas por factores quimiotácticos gerados pelas bactérias encontradas na massa da placa local e na saliva

-4- Na saúde, os neutrófilos residem nas camadas superficiais do epitélio e na base do sulco, enquanto as células mononucleares (monócitos/macrófagos e linfócitos) estão localizadas predominantemente nas porções basal e suprabasilar do epitélio juncional.

-5- Foi demonstrado que a proporção de polimorfonucleares em relação às células mononucleares é independente do grau de inflamação, mas os números absolutos de todas estas células aumentam com a gravidade do processo inflamatório.

-6- Durante o desenvolvimento da gengivite, o número de leucócitos que migram para o sulco aumenta e, em condições de inflamação, 60% ou mais do espaço do epitélio juncional pode ser ocupado por neutrófilos.

-7- Uma vez no sulco, os PMNs começam a criar uma "parede leucocitária" (Lange D.1971), formando agregados de células inflamatórias ao longo das margens da frente da placa que avança. Nesta altura, os neutrófilos podem tentar fagocitar e eliminar os agentes patogénicos ou podem elaborar um armamentário de enzimas para destruir estes microrganismos sem os internalizar.

-8- Os PMNs creviculares estavam estruturalmente intactos, com evidência de digestão bacteriana dentro das suas vesículas

-9- É aceite que estas células desempenham um papel fundamental na manutenção da saúde periodontal e na defesa do espaço dentogengival contra microorganismos e subprodutos fisiológicos

-10- Principais acontecimentos no ciclo de vida dos neutrófilos

A produção de "sinais" de fase aguda envolve a ativação de componentes do complemento sérico. Durante a cascata, é gerado o produto de divisão do complemento C5a, que é uma molécula quimioatraente potente para neutrófilos e monócitos/macrófagos. Os produtos bacterianos também podem funcionar como agentes quimiotácticos.

Migração dirigida para o local da infeção Envolve interações entre moléculas de adesão específicas de integrina e selectina em leucócitos polimorfonucleares e células endoteliais. Durante este processo, os neutrófilos atravessam o endotélio e entram no tecido conjuntivo. Uma vez fora da circulação, podem localizar-se em locais de desafio microbiano através de gradientes de factores de quimioatracção.

Fagocitose de "invasores" microbianos Os leucócitos polimorfonucleares são capazes de engolir micróbios e esta atividade é reforçada pela opsonização. As principais opsoninas incluem anticorpos específicos e membros da cascata do complemento.

Eliminação de bactérias As bactérias são lidas por um arsenal de sistemas enzimáticos. Estes incluem vias dependentes e independentes do oxigénio. Os eventos bactericidas podem ter lugar intracelularmente (após fagocitose) e extracelularmente através da libertação de enzimas para o ambiente externo.

Electrólitos

O potássio, o sódio e o cálcio foram estudados nas CGF. A maioria dos estudos demonstrou uma correlação positiva entre a concentração de cálcio e sódio e o rácio sódio/potássio com a inflamação.

Compostos orgânicos

Foram investigados tanto hidratos de carbono como proteínas. A hexosamina da glicose e os ácidos hexurónicos são dois dos compostos encontrados no FGC. Os níveis de glucose no sangue não estão correlacionados com os níveis de glucose no FGC. A concentração de glucose no FGC é três a quatro vezes superior à do soro. Este facto é interpretado não só como resultado da atividade metabólica dos tecidos adjacentes, mas também como uma função da flora microbiana local.

O conteúdo total de proteínas do FGC é muito inferior ao do soro. Não foi encontrada uma correlação significativa entre a concentração de proteínas no FGC e a gravidade da gengivite, a profundidade da bolsa ou a extensão da perda óssea.

Os produtos metabólicos e bacterianos identificados nas CGF incluem ácido lático, ureia, hidroxiprolina, endotoxinas, substâncias citotóxicas, sulfureto de hidrogénio e factores antibacterianos. Foram também identificadas muitas enzimas:

Enzimas - Foi detectada no FGC uma variedade de enzimas que degradam proteínas, proteoglicanos, lípidos e hidratos de carbono. As enzimas, especialmente as proteinases, desempenham um papel central no controlo da renovação dos tecidos periodontais saudáveis e na destruição dos tecidos que caracteriza as doenças do periodonto

Enzimas de neutrófilos (leucócitos polimorfonucleares) no fluido do sulco gengival - Os neutrófilos constituem a primeira linha de defesa contra colónias microbianas infecciosas nos biofilmes da placa bacteriana.

Os neutrófilos contêm vesículas intracitoplasmáticas ligadas à membrana, morfologicamente heterogéneas, onde são armazenadas várias moléculas utilizadas na defesa do hospedeiro. Os grânulos de neutrófilos são geralmente classificados em tipos azurófilos (primários), específicos (secundários) e de gelatinase (terciários).

- I- **Os grânulos azurófilos** contêm enzimas hidrolíticas neutras, como a elastase, a catepsina G, a uroquinase, a mieloperoxidase, a lisozima e a manosidase, bem como hidrolases activas a pH ácido, incluindo a catepsina B, a catepsina D e a b-glucuronidase.

Os grânulos azurófilos também contêm quatro tipos de defensinas (HNP1 a HNP4), péptidos antimicrobianos de pequena massa molecular que constituem cerca de 40% do conteúdo dos grânulos azurófilos.

O conteúdo dos grânulos azurófilos é principalmente direcionado para os fagolisossomas e utilizado na digestão intracelular de material estranho durante a fagocitose.

A elastase pode ser uma enzima importante que facilita a transmigração de neutrófilos através das membranas basais subendoteliais e subepiteliais.

A catepsina G pode regular a permeabilidade vascular e a quimiotaxia dos monócitos

- I- Os **grânulos específicos (secundários)** contêm lactoferrina, colagenase neutrofílica [metaloproteinase de matriz 8 (MMP-8)] e lisozima, enquanto o principal componente dos grânulos de gelatinase é a MMP-9 gelatinolítica. As MMP-8 e -9 são as principais enzimas que degradam o colagénio no FGC e na saliva, e acredita-se que sejam as principais responsáveis pela degradação do colagénio no tecido inflamado durante a gengivite e a periodontite do adulto.

Metaloproteinases de matriz

- I- As metaloproteinases de matriz (MMPs) formam a família mais importante de proteinases que participam no turnover normal dos tecidos periodontais, bem como nos seus aspectos degradativos durante as doenças periodontais.

- I- A medição das MMPs no FGC não fornece informações diretas sobre a quantidade real ou a cinética de degradação das principais proteínas estruturais do periodonto marginal.

- I- As relações biologicamente significativas entre os níveis de MMP e as taxas de destruição dos tecidos (ou seja, a progressão da doença) são obscurecidas pela complexidade dos mecanismos patogénicos da periodontite. Além disso, existe uma grande variedade de problemas de medição decorrentes da não linearidade dos ensaios, da presença de inibidores ligados, de grandes variações das actividades catalíticas das enzimas activadas, de erros de amostragem e da multiplicidade de MMPs diferentes no FGC.

Enzimas do GCF como indicadores da saúde periodontal

Enzimas que estão intimamente ligadas aos episódios de destruição periodontal.

- I- A colagenase-2 (MMP-8), segregada pelos neutrófilos, é uma enzima importante porque parece ser libertada pelos fibroblastos e pelas células epiteliais da bolsa durante a destruição dos tecidos. As gelatinases são enzimas predominantes na periodontite e são libertadas pelos fibroblastos (MMP-2), pelas células epiteliais (MMP-9 e MMP-2) e pelos neutrófilos (MMP-9). Embora estas enzimas tenham a capacidade de degradar muitas proteínas, por exemplo, o colagénio da membrana basal e a laminina, os seus papéis reais na inflamação não são claros. A interpretação dos níveis de atividade da gelatinase no fluido crevicular é, portanto, difícil.

- I- Várias outras enzimas têm sido testadas quanto ao seu potencial para indicar processos de doença periodontal. Entre elas, as mais bem estudadas são a elastase de neutrófilos e a b-glucuronidase, que são enzimas granulares específicas de neutrófilos envolvidas na destruição de tecidos durante a inflamação

- I- Foi desenvolvido um teste baseado na atividade da aspartato aminotransferase no fluido crevicular. A enzima citoplasmática é libertada das células danificadas durante a inflamação. Estudos recentes sugeriram que o teste é uma medida objetiva que distingue entre locais doentes e locais não doentes em pacientes e indivíduos de controlo quando avaliados antes e depois da aplicação da terapia (Mancini S, 1999).

Apesar dos recentes avanços nos métodos de medição das *enzimas Proteolytic host cell enzymes in gingival crevice fluid*, como os ensaios fluorométricos (18) e os reagentes imunoquímicos melhorados (169), terão de ser colmatadas lacunas muito grandes entre o potencial de investigação e a realidade clínica antes de os clínicos poderem adotar as enzimas do fluido das fendas como marcadores de diagnóstico.

Componentes imunitários do FGC: O FGC também contém uma variedade de células inflamatórias e imunitárias associadas ao aumento da inflamação.

Immune system	Inflammatory/innate components	Cellular components	Humoral components
Gingival	prostaglandins, leukotrienes, interleukin-1αβ (IL-1αβ), IL-2, IL-6, IL-8, interferon-γ, colony stimulating factor, tumor necrosis factor-α, acute-phase proteins, transferrin	polymorphonuclear leukocytes, monocytes, T cells, B cells	immunoglobulin G (IgG)/IgA/IgM, C'

A resposta imunitária celular inclui o aparecimento de citocinas no FGC, mas não há provas claras de uma relação entre as citocinas e a doença. No entanto, sabe-se que a interleucina alfa (IL-1α) e a IL-1β aumentam a ligação dos PMN e dos monócitos/macrófagos às células endoteliais, estimulam a produção de prostaglandina E2 e a libertação de enzimas lisossomais e estimulam a reabsorção óssea

- Tanto a IgG como a IgA estão presentes no FGC e são derivadas do soro e das células plasmáticas dos tecidos gengivais.

- Fujihashi K.1993 observou IgG1_IgG2_IgG3_IgG4 e IgA1, com células IgA2 elevadas observadas em lesões avançadas.

- Segundo Kinane e colaboradores, a IgG1 era a célula plasmática com expressão predominante de IgG na gengiva e nos tecidos de granulação. Em contraste, a IgA foi expressa principalmente na gengiva, com predominância da IgA1, embora as células positivas para as cadeias IgA2 e J também tenham sido enriquecidas na gengiva. Curiosamente, observou-se que o tecido mais profundo continha células plasmáticas IgM, com níveis mais baixos de outros isótipos. Os resultados sugeriram que este microambiente apresentava caraterísticas de respostas imunitárias tanto da mucosa como sistémicas.

> Foi demonstrado que estas imunoglobulinas têm especificidade antigénica para antigénios bacterianos locais, bem como uma parte substancial que parece ser derivada da ativação policlonal de células B. Além disso, numerosos estudos confirmaram que, na periodontite, ocorrem elevações locais significativas das imunoglobulinas, resultantes de uma produção local extensiva.

> Estes anticorpos são geralmente específicos para componentes bacterianos e reflectem a colonização/infeção local por determinadas espécies.

> A variação dos anticorpos do FGC nos locais subgengivais da cavidade oral reflecte a variabilidade biológica na apresentação clínica e nas ecologias microbianas existentes.

Associação do GCF com a saúde ou a doença

Ainda existe controvérsia quanto ao facto de o GCF estar presente em locais designados como clinicamente saudáveis.

> A associação de um aumento do volume do GCF com um aumento da gravidade da inflamação é bem apoiada por provas da literatura (Brill N.1960, Loe H et al.1965, Mann WV.1963, Oliver RC.1969).

> Uma vez que os estudos *in vitro* de determinação do volume sugerem a robustez do método de recolha e medição do FGC, os autores sugerem que a medição quantitativa do volume e da taxa de fluxo do FGC pode ser uma melhor medida dos primeiros sinais de inflamação do que as medidas subjectivas de cor, hemorragia e a natureza composta do Índice Gengival.

> Foi sugerido por outros trabalhadores que o aumento do fluxo do FGC, juntamente com uma maior tendência para sangrar, é um dos primeiros sinais de inflamação da gengiva (Ciancio SG.1986, Muhlemann HR .1971)

> Muitos trabalhadores sugeriram que o aumento do volume do FGC pode ser um sinal de inflamação subclínica. Os locais classificados como saudáveis por critérios clínicos poderiam variar no seu grau de inflamação subclínica.

> Esta explicação é apoiada por observações histológicas (Attstrom R.1970) que mostram que um tecido conjuntivo gengival, totalmente livre de células inflamatórias, provavelmente não existe (nem pode ser alcançado). Se este argumento for alargado à produção de FGC, todos os locais produziriam FGC, mesmo aqueles classificados como "saudáveis" por critérios clínicos.

O volume e a taxa de fluxo do GCF são indicadores de alterações na permeabilidade vascular, que ocorre nas fases iniciais da inflamação

De facto, mais de 90% dos leucócitos no FGC são neutrófilos. O número de neutrófilos aumenta de 7/104 para 20/104 por ml durante a conversão de um sulco saudável numa bolsa gengival doente. Ao mesmo tempo, a taxa de fluxo do FGC adjacente à superfície do dente aumenta de 1 para 5 ml/min. Assim, num dado momento, 15 vezes mais neutrófilos emigram para a bolsa doente do que para o periodonto saudável.

Os estudos de Brill, 1959, enfatizaram os possíveis efeitos benéficos da FGC e ele postulou que a FGC era um componente importante dos mecanismos de proteção da região crevicular. Este conceito foi apoiado pelo efeito de lavagem da FGC, que demonstrou ser capaz de remover partículas de carbono e bactérias que tinham sido introduzidas na fenda gengival. Além disso, foi apreciado o papel importante que o GCF pode ter no transporte de substâncias antibacterianas, quer de origem no hospedeiro quer introduzidas na circulação, como os antibióticos, para o espaço crevicular. Concluiu que a estimulação da margem gengival era importante para a manutenção da saúde gengival.

Significado clínico do GCF

A quantidade de GCF é maior quando a inflamação está presente e é por vezes proporcional à gravidade da inflamação. A produção de GCF não é aumentada pelo trauma da oclusão, mas é aumentada pela mastigação de alimentos grosseiros, escovagem de dentes e massagem gengival, ovulação, contraceptivos hormonais e tabagismo. Outros factores que influenciam a quantidade de GCF são a periodicidade circadiana e a terapia periodontal.

Periodicidade circadiana

Verifica-se um aumento gradual da quantidade de GCF entre as 6h e as 22h e uma diminuição a partir daí.

Hormonas sexuais

As hormonas sexuais femininas aumentam o fluxo do FGC provavelmente porque aumentam a permeabilidade vascular. A gravidez, a ovulação e os contraceptivos hormonais aumentam a produção de fluido gengival.

Estimulação mecânica

A mastigação e a escovagem gengival vigorosa estimulam o fluxo do FGC. Mesmo os estímulos mínimos representados pela colocação intrasulcular de tiras de papel aumentam a produção de fluido.

Fumar

O tabagismo produz um aumento imediato, transitório mas acentuado, do fluxo do FGC.

Terapia periodontal

Há um aumento na produção de GCF durante o período de cicatrização após a terapia periodontal.

Medicamentos no GCF

Os fármacos que são excretados através do FGC podem ser utilizados de forma vantajosa na terapia periodontal. **Bader e Goldhaber** demonstraram em cães que as tetraciclinas são excretadas através do FGC; esta descoberta desencadeou uma investigação alargada que demonstrou uma concentração de tetraciclinas no FGC em comparação com o soro. O metronidazol é outro antibiótico que foi detectado no FGC humano.

Marcador de diagnóstico - A recolha do FGC é um procedimento minimamente invasivo e a análise de constituintes específicos no FGC fornece um indicador bioquímico quantitativo para a avaliação do metabolismo celular local que reflecte o estado de saúde periodontal de uma pessoa.

- Uma vez que a resposta do hospedeiro é um determinante crítico na patogénese da doença periodontal, a medição dos níveis de mediadores inflamatórios no FGC tem sido utilizada para avaliar o "risco": o risco de um dente, ou mais precisamente um local, perder a inserção clínica e o osso alveolar, ou o risco de um indivíduo desenvolver doença periodontal.
- As citocinas inflamatórias podem ser detectadas no FGC e servem como

um indicador do estado imunoregulador e inflamatório local.

- Além disso, os produtos de degradação do colagénio, como a hidroxiprolina e os fragmentos de telopeptídeos terminais de carboxi do colagénio de tipo I reticulados com piridinolina, encontram-se no FGC e podem servir como medidas diretas do catabolismo do tecido conjuntivo, tanto para os tecidos moles como para os tecidos duros

- Os componentes humorais do FGC também têm sido sugeridos como factores de monitorização da periodontite. Em particular, os mediadores inflamatórios e imunitários no FGC alteram-se coincidentemente com as medidas clínicas da inflamação gengival e da progressão da periodontite e, presumivelmente, contribuem para este processo.

- Muitos estudos relataram que os níveis de prostaglandina E2 no FGC estão significativamente elevados em doentes que sofrem de formas graves de doenças

- Os níveis de interleucina-1 no GCF também estão significativamente elevados em todas as formas de periodontite.

- A prostaglandina E2, a interleucina-1 e o fator de necrose tumoral não são os únicos mediadores que podem ser detectados no FGC como resultado da interação entre a placa microbiana e a resposta do hospedeiro. Outros mediadores que foram avaliados incluem o leucotrieno B4, o tromboxano B2, as citocinas T helper tipo 1 (interleucina-2, interferão-g) e tipo 2 (interleucinas -4, -6, -10 e -13), as quimiocinas (interleucina-8, RANTES, proteína quimioatraente de monócitos-1, proteína inflamatória de macrófagos-1 e proteína-10 induzível por interferão) e os seus receptores (CCR5), outros receptores (sCD14, proteína de ligação aos lipopolissacarídeos) e moléculas de adesão (selectinas e molécula de adesão intercelular solúvel), e enzimas (elastase de neutrófilos, aspartato transaminase de neutrófilos, metaloproteinase de matriz de colagenase de neutrófilos-8, e outras colagenases - metaloproteinase de matriz-3 - e seus inibidores - TIMP). Esta lista irá provavelmente aumentar à medida que forem identificados novos mediadores e desenvolvidos novos ensaios de deteção.

A metodologia utilizada para a análise dos componentes do FGC é tão variada como a diversidade desses componentes. Os exemplos incluem a fluorometria para a deteção de metalo-proteinases, o ensaio imunoabsorvente ligado a enzimas (ELISA) para detetar níveis de enzimas e interleucina-1 beta, o radioimunoensaio para detetar derivados da ciclo-oxigenase e procolagénio III, a cromatografia líquida de alta pressão (HPLC) para detetar timidazol e testes imunodotados diretos e indirectos para a deteção de proteínas de fase aguda.

Conclusão

Apesar da complexidade da medição dos componentes relevantes da doença periodontal, várias equipas de investigação reuniram os meios para realizar estudos longitudinais em grande escala, combinando a investigação da apresentação clínica da doença, a carga microbiana e vários aspectos da resposta do hospedeiro que incluem medidas do FGC. Estes estudos estão atualmente em curso e os resultados parciais ou provisórios estão a ser apresentados em várias reuniões. Embora os resultados publicados atualmente disponíveis sobre o tópico dos marcadores do FGC e o risco de doenças periodontais sejam ainda limitados, prevemos que o papel dos marcadores do FGC seja melhor especificado num futuro próximo.

SALIVA

A saliva desempenha um papel vital na manutenção da integridade dos tecidos orais, na digestão dos alimentos e na fala. Como todos os clínicos sabem, existe uma variação considerável na taxa de secreção das várias glândulas salivares. O caudal médio não estimulado ou em repouso é de cerca de 0,3-0,4 ml/min, mas em algumas pessoas pode atingir cerca de 2 ml/min. O caudal estimulado pode variar entre 0,2-0,6 ml/min.

Composição

A saliva contém inúmeros factores inorgânicos e orgânicos que influenciam as bactérias e os seus produtos no ambiente oral.

Os factores inorgânicos incluem iões e gases

(1) Sódio

(2) Potássio

(3) Cloreto

(4) Bicarbonato (principal tampão salivar)

(5) Ião de hidrogénio

(6) Iodo

(7) Fluoreto

(8) Tiocinato

- Pode formar um complexo com o sistema bacteriostático Iactoperoxidase.

(9) Cálcio

- Principais sais de fosfato de cálcio salivares.

- Fosfato dicálcico di-hidratado
- Fosfato octacálcico
- Fosfato tricálcico
- Hidroxiapatite

(10) Fosfato

A manutenção da concentração fisiológica de iões de hidrogénio (pH) na superfície das células epiteliais da mucosa e na superfície do dente é uma função importante dos tampões salivares. Na saliva, o tampão salivar mais importante é o sistema bicarbonato-ácido carbónico (Mandel I,1974).

Factores orgânicos-

1. Glicoproteínas: as glicoproteínas mucinosas de elevado peso molecular presentes na saliva ligam-se especificamente a muitas bactérias formadoras de placa bacteriana. As interações entre as glicoproteínas e as bactérias facilitam a acumulação bacteriana na superfície exposta do dente (Gibbons RJ, 1972). A matriz interbacteriana da placa bacteriana humana parece conter polímeros semelhantes às glicoproteínas salivares que podem ajudar a manter a integridade da placa bacteriana. Além disso, estas glicoproteínas adsorvem-se seletivamente à hidroxiapatite, constituindo parte da película adquirida.

Outras glicoproteínas salivares inibem a sorção de algumas bactérias na superfície dentária e nas células epiteliais da mucosa oral. Esta atividade parece estar associada às glicoproteínas que possuem reatividade de grupo sanguíneo

Outro efeito da mucina é a eliminação de células bacterianas da cavidade oral por agregação com películas ricas em mucina.

As glicoproteínas e um glicolípido presentes nas superfícies das células dos mamíferos parecem servir de receptores para a fixação de alguns vírus e bactérias. Assim, a estreita semelhança entre as glicoproteínas das secreções salivares e os componentes da superfície das células epiteliais sugere que as secreções podem inibir competitivamente a sorção de antigénios e, por conseguinte, podem limitar as alterações patológicas.

2. Enzimas:

(a) Amilase (Ptyalin):

(b) Lisozima: é uma enzima hidrolítica que cliva a ligação entre os componentes estruturais dos glicopeptídeos da região que contém ácido murâmico da parede celular de certas bactérias. A lisozima actua tanto em organismos gram-negativos como gram-positivos; espécies de veillonella e actinobacillus actinomycetemcomitans são alguns dos seus alvos. Provavelmente repele certas bactérias invasoras transitórias da boca (Jolles P et al, 1963).

(c) Fosfatase ácida, colineterase, ribonuclease:

(d) Lipase:

(e) Peroxidase: (Lactoperoxidase, hidrogénio peroxidase) - o sistema lactoperoxidase-tiocianato na saliva demonstrou ser bactericida para algumas manchas de *Lactobacilus* e *Streptococcus* ao impedir a acumulação de lisina e ácido gulatâmico, ambos essenciais para o crescimento bacteriano. Outra descoberta antibacteriana inclui a lactoferrina, que é eficaz contra espécies de *Actinobacillus* (Kalmar IP et al,1988)

A miloperoxidase, uma enzima semelhante à peroxidase salivar, é liberada pelos leucócitos e é bactericida para Actinobacillus, mas tem o efeito adicional de inibir a fixação de manchas de Actinomyces à hidroxiapatita.(Camargo PM et al,1988)

(f) Kallikerin:

(g) Enzimas diversas:

(h) Proteases

(i) Amino peptidases

(j) Carboxi peptidases

(k) Urease

(l) Hialuronidase

(m) Esterase

(n) Desidrogenase

Certas enzimas salivares foram relatadas em concentração aumentada em doenças periodontais; estas são hialuronidase e lipase (Carlsson J et al, 1965), β-glucuronidase e condroitina sulfatase (Gochman N et al, 1959), aminoácidos descarboxilases, catalase, peroxidase e colagenase (King JD, 1954).

As enzimas proteolíticas na saliva são geradas tanto pelo hospedeiro como pelas bactérias orais. Estas enzimas têm sido reconhecidas como contribuintes para a iniciação e progressão da doença periodontal (Mandel LP et al, 1974).

Para combater estas enzimas, a saliva contém antiproteases que inibem as cisteíno-proteases, como as catepsinas, e antileucoproteases que inibem a elastase (Ohlsson M et al., 1983). Uma outra antiprotease identificada como inibidor tecidular da metaloproteinase da matriz (TIMP) demonstrou inibir a atividade das enzimas que degradam o colagénio.

3. Substâncias do grupo sanguíneo:

- Os antigénios dos grupos sanguíneos (A, B, AB) estão presentes na saliva de 80% da população e correspondem ao seu grupo sanguíneo.

- A saliva também contém factores de coagulação (factores VIII, IX e X; antecedente de tromboplastina plasmática (PTA); fator Hageman que aceleram a coagulação sanguínea e protegem as feridas da invasão bacteriana (Leung SW et al, 1958). Pode também estar presente uma enzima fibrinolítica ativa.

4. Hormonas

Foram descritas duas substâncias semelhantes a hormonas na saliva.

- Parotina - facilita a calcificação e ajuda a manter os níveis séricos de Ca++.

- Fator de crescimento nervoso - afecta o crescimento e o desenvolvimento das fibras nervosas simpáticas.

5. Carbohidratos:

6. Lípidos:

7. Compostos que contêm azoto:

8. Lactoferrina:

- Proteína construtora de ferro, sintetizada por células epiteliais glandulares e leucócitos polimorfonucleares.

- O efeito bacteriano da lactoferrina é bloqueado pela IgA secretora

A lactoferrina, juntamente com as lisozimas e a lactoperoxidase, monitorizam a flora microbiana oral

9. Anticorpos salivares - embora as imunoglobulinas G (IgG) e M (IgM) sejam a imunoglobulina preponderante encontrada na saliva é a imunoglobulina A (IgA).

Os anticorpos salivares parecem ser sintetizados localmente, pois reagem com manchas de bactérias indígenas da boca, mas não com organismos caraterísticos do trato interstinal.

3 funções possíveis:

I. Inibição da colonização bacteriana.

II. Ligação a antigénios bacterianos específicos envolvidos na adesão.

III. Afectam enzimas específicas essenciais para o metabolismo bacteriano.

Foi demonstrado que muitas bactérias encontradas na saliva são revestidas com IgA e que os depósitos bacterianos nos dentes contêm IgA e Ig G em quantidades superiores a 1% do seu peso seco (Gibbons RJ et al,1973). Foi demonstrado que os anticorpos IgA presentes na saliva da parótida podem inibir a fixação de espécies de Streptococcus orais às células epiteliais (Ellens RP et al,1972) 10. Proteínas:

- A quantidade de proteínas salivares aumenta com o caudal.

FUNÇÃO DA SALIVA

1. Lubrificação e proteção:

- A lubrificação das superfícies orais duras e moles é muito importante para a fala, a mastigação e a deglutição, bem como para a saúde e o conforto orais em geral.
- A saliva fornece uma película de revestimento dos tecidos que é responsável pela lubrificação e formação do bolo alimentar.
- Qualquer contacto intra-oral entre os tecidos moles e os dentes ou entre os tecidos moles e a prótese beneficia da capacidade de lubrificação da saliva aplicada em grande parte pelas mucinas.
- As mucinas desempenham uma função antibacteriana modulando eletivamente a adesão de microrganismos nas superfícies dos tecidos orais, o que contribui para o controlo da colonização bacteriana e fúngica.

2. Ação tampão e desobstrução:

Os componentes da saliva responsáveis por esta ação são:

- Bicarbonato, fosfato, ureia e proteínas e enzimas anfotéricas.
- O bicarbonato é o sistema tampão mais importante.
- Difunde-se na placa bacteriana e actua como um tampão, neutralizando os ácidos.
- Gera amoníaco para formar aminas, que também serve de tampão, neutralizando os ácidos.
- A ureia, outro tampão presente na saliva, liberta amoníaco depois de ser metobolizada pela placa bacteriana, aumentando assim o pH da placa.
- A ação tampão da saliva funciona de forma mais eficiente durante a estimulação de caudais elevados.

- É provável que o fosfato seja importante, uma vez que só é tamponado durante o fluxo não estimulado.

3. Manutenção da integridade dos dentes:

- A desmineralização ocorre quando os ácidos se difundem através da placa da película para a fase líquida do esmalte entre os cristais de esmalte.

- A dissolução cristalina resultante ocorre a um pH de 5-5,5, que é o intervalo de pH crítico para o desenvolvimento de cáries.

- A elevada concentração salivar de Ca^{2+} e fosfato, que é mantida pelas proteínas salivares, pode ser responsável pela maturação e remineralização do esmalte.

- A estaterina, uma pequena fosfoproteína rica em tiroxina e prolina, tem a propriedade de inibir o crescimento de cristais de hidroxiapatite. Também evita a precipitação do fosfato de cálcio, o que leva a uma diminuição do cálculo.

4. *Atividade antibacteriana*: A saliva contém agentes imunológicos e não imunológicos.

- A IgA é ativa nas superfícies mucosas e actua também para neutralizar o ácido, servir de anticorpo para os antigénios bacterianos e para aglomerar e expulsar as bactérias, inibindo assim a fixação bacteriana ao tecido do hospedeiro

- Os agentes não imunológicos são:

1) ***Lactoferrina:*** torna o ião férrico indisponível como fonte de alimento para micróbios como os estreptococos cariogénicos. Este processo de privar as bactérias de nutrientes vitais é designado por imunidade nutricional.

2) ***Lisozima:-*** divide a parede celular bacteriana levando à destruição e inibição do crescimento bacteriano.

3) ***Peroxidase/sialoperoxidase/lactoperoxidase*:-** catalisa a peroxidase bacteriana

subprodutos metabólicos com o tiocianato, que é altamente tóxico para o sistema bacteriano.

5. Formação da película - a película é uma camada fina, derivada da saliva, que fornece locais de adesão para as bactérias formarem a placa bacteriana.

PAPEL NA PATOLOGIA PERIODONTAL

1. A saliva exerce uma grande influência na formação da placa bacteriana, na sua maturação e no metabolismo .
2. O fluxo e a composição salivar também influenciam a formação de cálculos, a doença periodontal e a cárie.
3. A remoção das glândulas salivares aumenta a incidência de cáries dentárias, doença periodontal e atrasa a cicatrização de feridas.

REFERÊNCIAS

1. Periodontologia Clínica de Carranza: *Newman, Takei, Klokkevold, Carranza: 10th Edition.*

2. Periodontologia Clínica e Dentisteria de Implantes: Jan Lindhe, 4th edn.

3. Esboço de Periodontia: J D Manson, B M Eley: 4ª ed.

4. Terapia periodontal: Goldman e Cohen: 2ª ed.

5. Epitélio periodontal: um papel recentemente reconhecido na saúde e na doença BerevelyA. Dale *Periodontologia 2000, Vol. 30, 2002, 70-78*

6. Líquido crevicular gengival. Periodontal 2000; 31: 2003.

7. As funções da saliva. Mandel ID. J Dent Res. 1987 Feb; 66 Spec No:623-7.

8. Salivary flow patterns and the health of hard and soft oral tissues J Am Dent Assoc. 2008may;139supp:18s-24s.

9. Fontes na Internet.

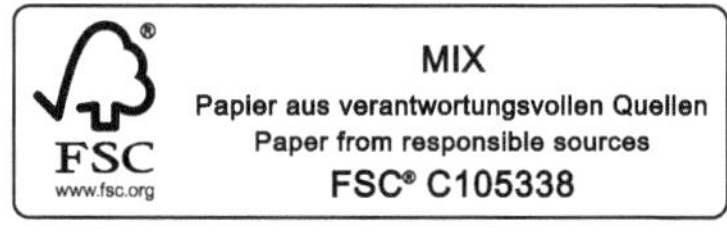

Printed by Books on Demand GmbH, Norderstedt / Germany